人体健康与免疫科普丛书——老年篇

主 编 富 宁

副主编 张利宁 郑 健

编 委（按姓氏笔画排序）：

王 群 王永福 王晓燕 王嘉宁 石永玉 石艳春

刘艳君 刘素侠 吴 砂 张利宁 郑 健 郑源强

高立芬 韩丽辉 富 宁

人民卫生出版社

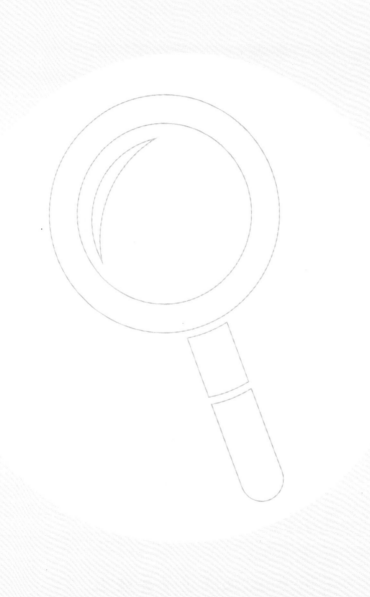

序

科技创新是民族进步的灵魂，是国家兴旺发达的不竭动力。创新驱动发展战略，需要全社会的积极参与，这就意味着要以全球视野、新时代特征、科学精神去激发全民参与创新发展宏伟计划，唯有全民化的科普工作，才能烘托起创新氛围，助力高素质创新队伍建设，加快中国成为世界科技强国的步伐。

免疫学是生物医学领域的前沿学科，其与影响人类生命健康的重大疾病如肿瘤、传染病、自身免疫性疾病乃至器官移植等的发生发展和防治具有密切关系，并在生物医药产业发展中具有带动性和支柱性。免疫学所取得的创新性研究成果在人类健康史上发挥了举足轻重的作用，比如被誉为人类保护神的疫苗的研制和应用挽救了亿万人的生命，天花的消灭就是免疫学成果最好的应用。近年来癌症与炎症性自身免疫疾病的抗体疗法取得了重大突破，受到了医学界与生物产业界的极大关注。

中国免疫学工作者通过近二十年来的不断努力与探索，在免疫学领域取得了一系列创新性研究成果，在国际学术杂志发表的免疫学论文数量居世界第二位，由此将中国免疫学的地位推升到世界前列，中国免疫学会也成为全世界会员人数最多的免疫学会。由于中国免疫学的国际影响力，国际免疫学会联盟决定

2019 年将在北京召开每三年一次的国际免疫学大会。可以说中国免疫学工作者的创新性研究和工作为中国医学事业的发展作出了突出贡献。虽然免疫学与各种疾病以及人类生活息息相关，但社会大众对于免疫学这一专业科学领域中的问题还存在诸多困惑，事关免疫学的社会问题也时有发生，比如"疫苗问题""魏则西事件"等。究其原因有多种，其中之一在于免疫学知识在大众中普及的程度不够。对大众就免疫学问题答疑解惑成为我国免疫学工作者义不容辞的责任和义务。

习近平总书记在 2016 年的"科技三会"上指出，"科技创新、科学普及是实现创新发展的两翼，要把科学普及放在与科技创新同等重要的位置。没有全民科学素质普遍提高，就难以建立起宏大的高素质创新大军，难以实现科技成果快速转化。"这一重要讲话，对于在新的历史起点上推动我国科学普及事业的发展，意义十分重大。中国免疫学会在秘书长曹雪涛院士、科普专业委员会主任委员于益芝教授的带领下，积极参与免疫学科普活动，体现了他们的社会责任心和担当。他们组织了以中国免疫学会科普专业委员会为班底的专家，历经多次讨论和思考，凝练出 300 个左右大众非常关心的有关免疫学的问题，用漫画辅以专家解读的形式给予答疑解惑，同时配以"健康小贴士"的方式从免疫学专家的角度给予大众的健康生活以科学的建议。编委会将从疾病的诊断、预防、治疗以及免疫学成果等多个方面编写出系列免疫学科普丛书（共 10 本）为大众普及免疫学知识。

　　感谢中国免疫学工作者的辛勤劳动！希望这一套科普丛书能够为中国人民的健康事业的发展做出应有的贡献。是为序。

十一届全国人大常委会副委员长

中国药学会名誉理事长

中国工程院院士

2017 年 10 月 22 日

目录

1 老年人免疫力为什么会降低

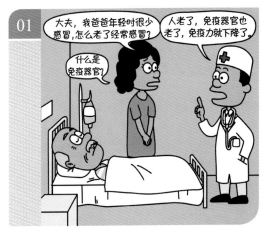

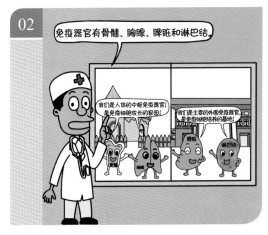

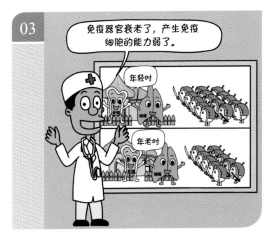

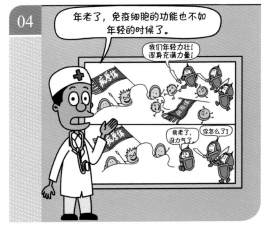

专家解读

正常人均具有抗感染、抗肿瘤及保持自身稳定的能力，这种能力就叫免疫力。免疫力是由免疫系统提供的，免疫系统包括免疫器官（如骨髓、胸腺、脾脏和淋巴结）、免疫细胞（如血液与组织中的淋巴细胞）和免疫分子（如抗体与细胞因子等）。随着年龄的增长，免疫器官与其他器官一样，功能一年不如一年，产生免疫细胞数量逐渐减少，并且细胞的功能也不如年轻时候了，所以免疫力就降低了，容易发生反复感染，甚至患肿瘤等疾病。

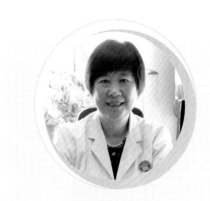

张利宁

山东大学基础医学院
免疫学系

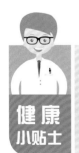

健康
小贴士

老年人的免疫力降低就像衰老一样，是自然规律，但我们可通过适当运动、合理饮食、保持平和的心态，延缓其降低的速度。

老年人免疫力降低与家族健康状况有关吗

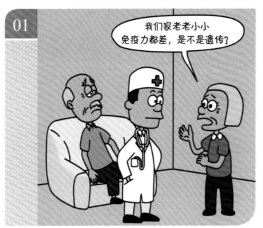

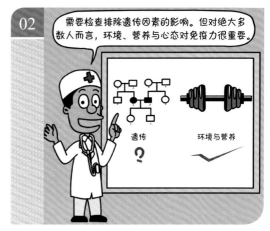

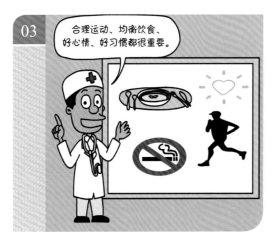

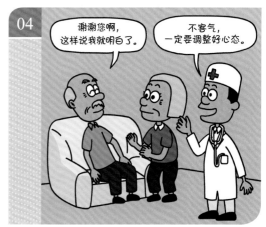

专家解读

免疫力的改变可能与家族某些基因的变异有一定关系，但目前没有明确的证据证明老年人的免疫力与家族的健康状况有直接联系。免疫力更多取决于环境因素，老年人尤其如此。生活中，我们会发现有些家族的人容易患病，而有些家族的人比较健康，这更多是与家族的生活环境、生活习惯、饮食习惯等因素有关。故合理运动、均衡饮食、保持好心情和建立好的生活习惯对于保持老年人的免疫力至关重要。反之，不良的环境因素会加速免疫系统的衰老，削弱老年人的免疫力。

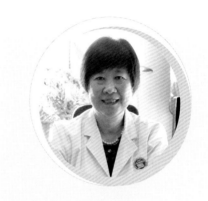

张利宁

山东大学基础医学院
免疫学系

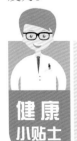

健康小贴士

老年人应该从四个方面提高免疫力：第一，做到营养均衡，多吃抗氧化食物；第二，保持心情愉快，积极乐观的心理状态有助于促进免疫细胞增殖，激发免疫系统的活力；第三，养成良好的生活习惯，消极的生活因素长期作用于机体，会扰乱其正常的生理功能；第四，适当运动，适量的运动可以改善中枢神经系统功能、心脏的营养和脂质代谢。

3 老年人的免疫系统与免疫力有哪些变化

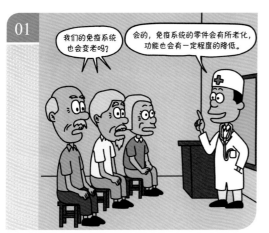

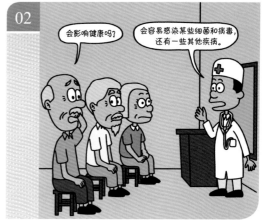

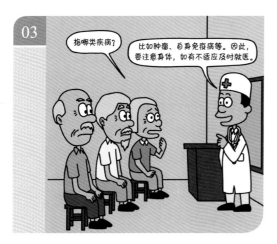

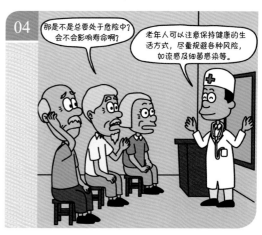

专家解读

步入老年，免疫系统的结构与功能均会出现相应的变化。

固有免疫（即天然免疫）的变化表现在：①中性粒细胞的活性降低，可导致对细菌感染的易感性增加；②在抗肿瘤与抗病毒中起重要作用的 NK 细胞杀伤活性减低；③组织巨噬细胞数量会减少，吞噬与杀伤活性降低；④树突状细胞的分化发育能力下降。

获得性免疫（即适应性免疫）变化表现在：①初始 T 细胞数量减少，CD4、CD8 细胞的 TCR 多样性减少，导致对感染、自身免疫与肿瘤的易感性升高。②初次与再次抗体应答减弱，可增加感染的风险及严重程度。

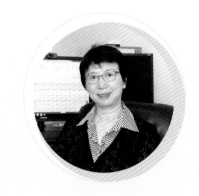

富 宁

南方医科大学基础医学院
免疫学教研室

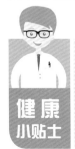

健康小贴士

老年人虽然免疫力降低，但仍然显著强于长期使用免疫抑制剂的器官移植及自身免疫病患者。因此，在保持良好生活习惯（保证休息、适当锻炼、健康饮食、如有不适及时就医）的同时，也不必过分担心，避免盲目使用药物去增强免疫力。

4 生活习惯会影响老年人的免疫力吗

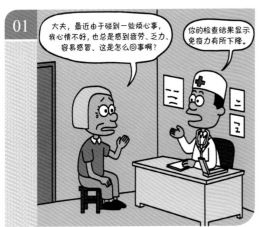

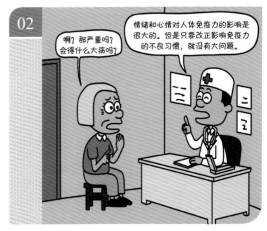

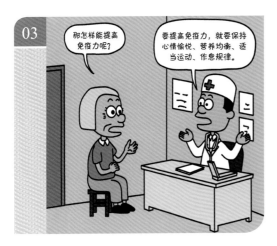

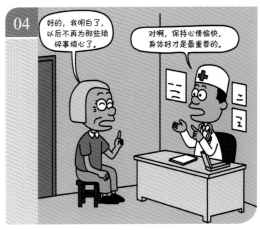

专家解读

好的生活习惯是维持免疫系统正常工作的前提，因此，老年人应该作息规律，经常运动，饮食均衡，多吃新鲜的蔬菜水果等抗氧化食物。还有一点尤为重要，那就是一定要保持情绪稳定和心情愉悦，不良的情绪会扰乱大脑功能，引起机体内环境的失调，从而导致疾病的发生。人的"神经—内分泌—免疫"系统是一个整体，神经系统分泌的很多神经递质将直接作用于免疫系统和内分泌系统。因此，情绪在很大程度上会影响人的内分泌系统和免疫系统，发挥对机体免疫功能的重要调节作用。

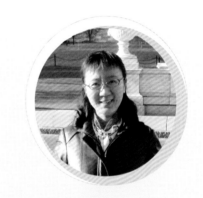

韩丽辉

山东大学基础医学院
免疫学系

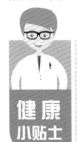

健康
小贴士

保持稳定的情绪、愉悦的心情和良好的生活习惯有利于维持内环境的稳定性，延缓衰老，保持健康。

5 营养状态会影响老年人的免疫力吗

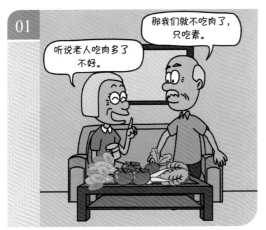

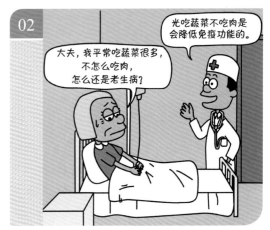

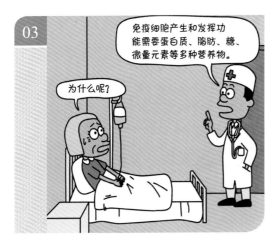

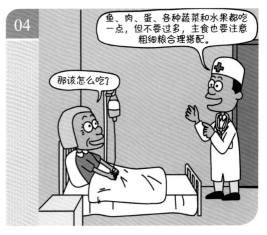

专家解读

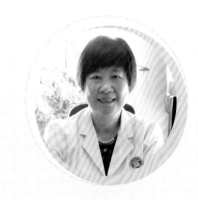

有的老年人听说多吃素菜好、多吃肉不好，干脆就不吃肉了，只吃蔬菜等清淡的食物。这样做对免疫功能好不好呢？肯定是不好的。免疫细胞产生和发挥功能需要蛋白质、脂肪、糖、维生素、微量元素等多种营养物，特别是蛋白质。当营养物质不足时，免疫器官受损，免疫细胞和免疫分子生成减少，导致免疫力减弱。老年人胃肠道功能减退、吸收减少，加上很多中老年人追求素食，很容易造成营养物质摄入不足，从而使免疫力降低。

张利宁

山东大学基础医学院
免疫学系

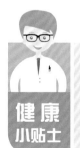

健康
小贴士

保持营养均衡对免疫功能很重要，注意饮食的多样性，鱼、肉、蛋、各种蔬菜和水果都吃一点，粗细粮搭配，营养缺乏与过剩都会影响机体的免疫状态。

老年人的免疫力与肠道菌群有关吗

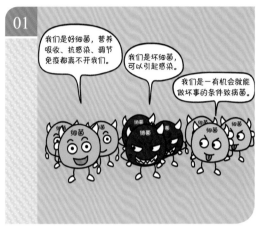

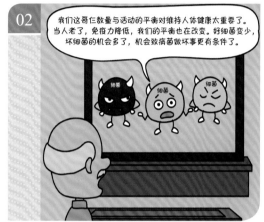

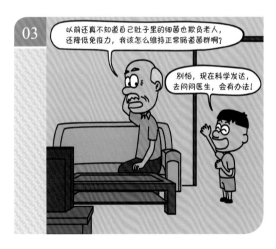

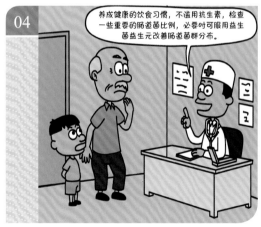

专家解读

人体内细菌总数与人体细胞数量相近，其中又以定植于胃肠道内的菌群数量与种类最为丰富。肠道菌群包括对人体有益的优势菌、条件致病菌与体外侵入的病原菌。这些寄居于人体内的细菌与宿主的免疫力密切相关，包括对抗感染、免疫调节、抑制炎症反应，甚至影响某些药物的药效。随着年龄的增长，老年人的肠道菌群会发生一些变化，如对人体有益的双歧杆菌等减少而有害菌增多；此外，老年人肠道蠕动转运减缓也会影响肠道菌群的活性。这些变化均可以影响老年人的免疫力。

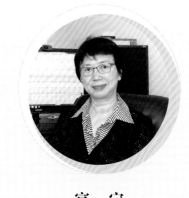

富 宁

南方医科大学基础医学院
免疫学教研室

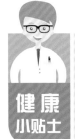

**健康
小贴士**

当老年人出现免疫力低下，尤其表现在消化道不适，如感染性与非感染性的腹泻、慢性便秘、消化不良、炎症性肠病（IBD）等情况时，除针对诊断明确疾病的治疗，还需考虑是否有肠道菌群的变化。如必要，可在医生的指导下服用益生菌（双歧杆菌、乳酸菌及肠球菌等）或益生元（作为不易被吸收的食品添加剂，促进某些益生菌增殖）。

7 运动有助于增强老年人的免疫力吗

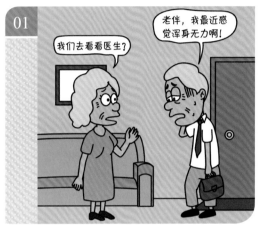

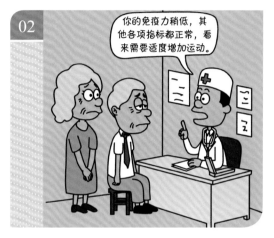

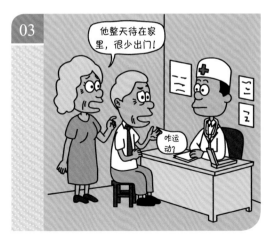

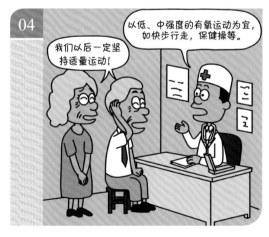

专家解读

随着年龄增长，人体免疫功能减弱，使机体容易罹患各种疾病。运动是预防疾病的有效措施之一。长期的规律运动，能够使外周血白细胞数增加，自然杀伤细胞增多且活性提高，增强机体的固有免疫功能，提高吞噬杀伤病原体的能力。适量的运动还可以增强 T 细胞和 B 细胞参与免疫应答的能力，提高机体的特异性免疫功能。总之，运动能够刺激免疫系统，增强免疫系统的功能。

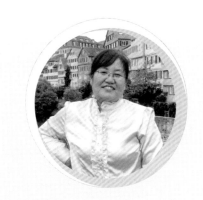

高立芬

山东大学基础医学院
免疫学系

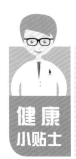

健康小贴士

适度愉快的有氧运动可以使免疫细胞获得更强的活性，长期坚持适量的运动，不仅能促进身心健康，还可以提高机体免疫功能，增强抗病能力。

8 老年人免疫力下降与睡眠减少有关吗

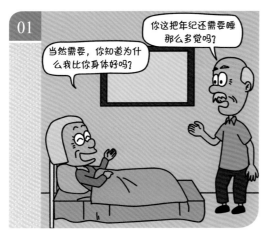

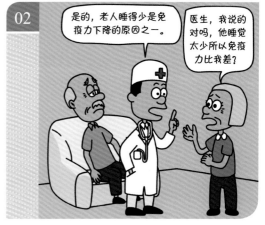

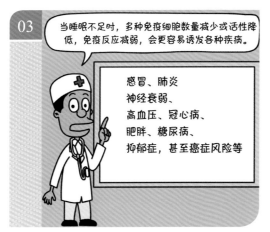

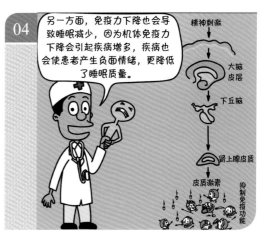

专家解读

充足且有质量的睡眠有助于提高机体免疫力，反之，长时间的睡眠不足且质量差可抑制免疫反应，导致免疫细胞数量减少或活性降低，细胞因子、炎症介质生成受阻。临床表现为免疫力下降，易患感染性疾病，诱发或加重心脑血管疾病、糖尿病等代谢性疾病及神经衰弱甚至抑郁症等；另一方面，免疫力下降也会导致睡眠减少。多数老年人的睡眠时间少且常伴有睡眠质量不佳，尤其许多老人又患有各种疾病，由此影响睡眠时间和质量，并容易产生负面情绪，更降低了睡眠质量，甚至导致恶性循环。

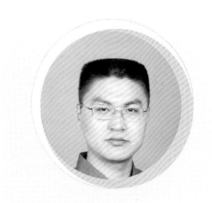

王嘉宁

山东大学基础医学院
免疫学系

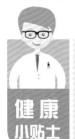

健康
小贴士

老年人应有良好的生活习惯，包括均衡营养、保持心情愉快、劳逸结合、适当运动、力戒不良生活嗜好；保证充足的睡眠时间（7~8 小时为宜）并改善睡眠质量，这样有助于促进免疫系统的活力，从而有利于健康。

9 老年人的新陈代谢变化会影响免疫力吗

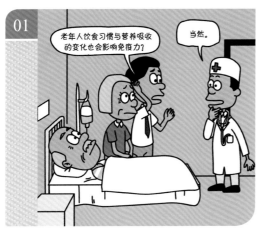

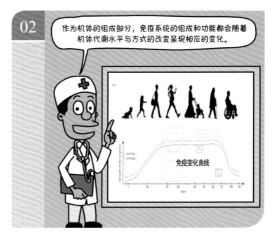

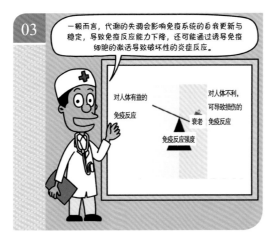

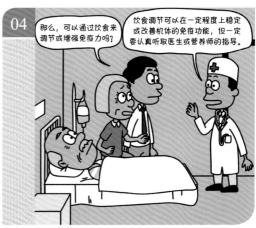

专家解读

随着年龄的增长，老年人的新陈代谢会呈现以下变化：基础代谢率减慢，营养的吸收能力削弱，合成机体所需物质的能力下降，而分解的水平则相应上升。免疫系统的代谢较为活跃，因此对年龄相关的代谢改变也更加敏感。首先，干细胞的减少直接影响了免疫细胞数量的维持；其次，细胞内端粒的消耗和有氧代谢水平的下降可影响多种免疫细胞的功能；此外，代谢特点的改变还可以诱导部分免疫细胞进入异常的激活状态，造成各种急慢性炎症反应。

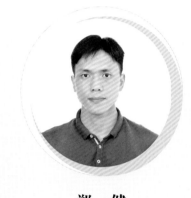

郑 健

美国艾奥瓦大学
微生物学与免疫学系

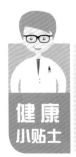

健康
小贴士

饮食调节无疑是通过调节代谢改善免疫力最受欢迎的策略之一，但通过饮食调节代谢效果因人而异，特别是对于可能患有或已确诊罹患某些基础性疾病的老年人群，选择饮食计划应当在专业医护人员的指导下进行，避免因执行不当造成伤害。此外，适当的体育锻炼与良好的生活习惯，同样对于改善代谢水平与免疫功能有积极的效果。

10 免疫系统是否参与了老年人代谢的调节

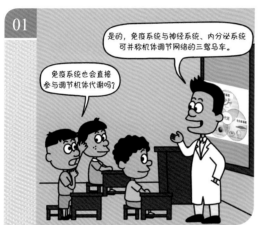

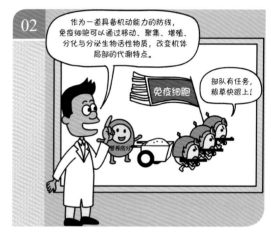

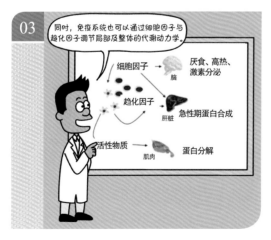

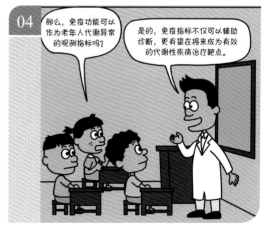

专家解读

代谢水平决定着身体的营养利用、能量供应与废物处理的进程。随着年龄增长，代谢能力减弱对免疫系统构成了一定的冲击。免疫系统不仅可以通过细胞的积聚与功能改变影响局部代谢水平，更可以通过表达、分泌多种细胞因子或活性物质（如白介素 1b，活性氧 ROS 等）与远、近组织器官的细胞进行信息交流，从而改变整个机体内环境的代谢特点。老龄化的免疫系统在生理性的脂肪堆积，糖类与蛋白质的代谢改变以及病理性的炎症、肿瘤、甚至恶病质等异常代谢进程中均扮演了重要角色。

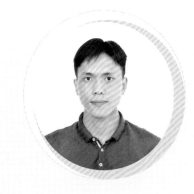

郑 健

美国艾奥瓦大学
微生物学与免疫学系

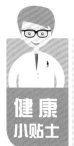

健康小贴士

免疫系统对于机体代谢的反馈与调节已成为一个重要的研究领域。作为机体的组成部分，免疫系统对于代谢水平以及能量分配的影响不容忽视，其改变是评价代谢变化有效的风向标，老年人如果出现反复感染、伤口迁延不愈、急慢性炎症、淋巴结肿大等免疫异常的症状或体征，可能提示潜在的代谢性或其他全身系统性疾病，应及时就医。

11 老年人怎么吃有助于提高免疫力

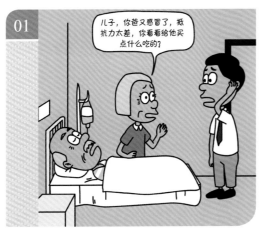

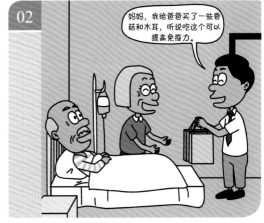

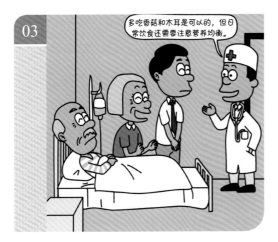

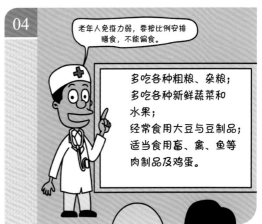

专家解读

免疫的防御和监视功能是机体抵抗细菌及病毒等病原微生物感染并控制肿瘤发生的重要机制。老年人的免疫器官如胸腺萎缩，免疫力减弱，因而容易发生各种感染和肿瘤。那么，老年人怎么吃能提高机体的免疫力呢？老年人的饮食应以清淡为主，少盐、少糖、少脂，按时定量进餐，饮食有节、食量得当。多吃各种粗粮、杂粮，各种富含维生素的新鲜蔬菜、水果以及菌菇类、坚果类的食品，经常食用豆制品，适当地食用畜、禽、鱼等肉制品及适量的鸡蛋。总之，老年人应按一定比例安排膳食，营养要均衡。

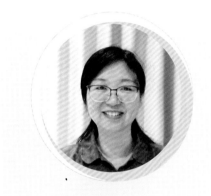

王晓燕

山东大学基础医学院
免疫学系

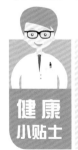

健康小贴士

老年人的饮食应以清淡为主，少盐、少糖、少脂，适量补充蛋白质，按时定量进餐，饮食有节、食量得当，不能偏食，营养要均衡。

12 老年人可以通过输血提高免疫力吗

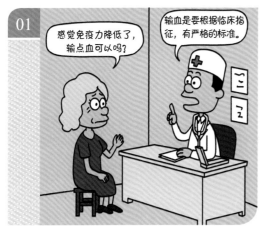

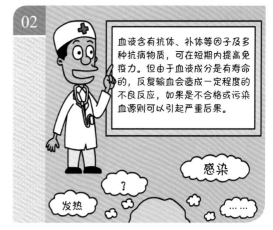

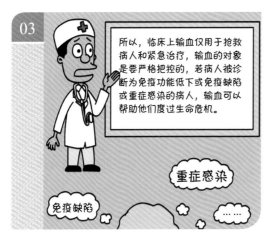

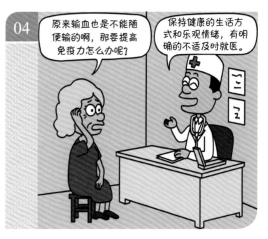

专家解读

由于人体血液里面有免疫球蛋白、免疫因子等成分，所以输血在短期内可以在一定程度上提高免疫力。但血液成分是有寿命的，而且反复输血还可能产生一定程度的不良反应，因此不提倡老年人以输血的方式来提高免疫力。在临床上，输血作为一种被动治疗的手段，有严格的应用指征，主要用于诊断为免疫功能低下与免疫缺陷的病人或重症感染的病人，主要输注的是成分血。

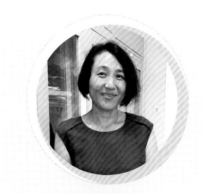

刘素侠

山东大学基础医学院
免疫学系

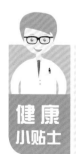

健康小贴士

随着年龄增长，机体免疫力会逐步下降，但老年人不能以常规输血的方式提高免疫力，而是应该通过保持乐观情绪、保证营养均衡与充足睡眠、坚持适当的体育锻炼等健康的生活方式，来保持免疫系统的健康状态。

13 老年人还需要接种疫苗吗

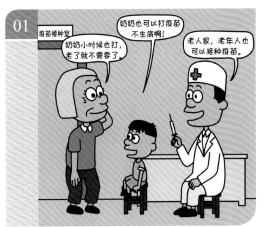

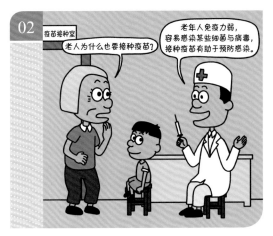

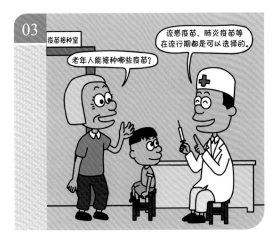

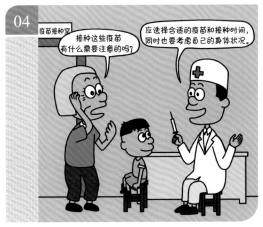

专家解读 🔍

免疫力较弱的老人、儿童或免疫缺陷患者是流感病毒的易感人群，也是重症流感高发的群体。目前，接种疫苗仍然是预防流感最有效的手段，然而狡猾的流感病毒可以通过频繁的基因变异改变自身面貌，使已经获得的抗流感免疫力无效，从而躲避免疫系统的攻击。因此，每年的流感季节使用的疫苗所针对的病毒株都可能不同，单次接种暂时还不能达到"一劳永逸"的效果。此外，基于老年人免疫水平设计的相当于普通疫苗4倍剂量的"高剂量疫苗"，已被用于65岁以上人群并表现出了确切的保护性。

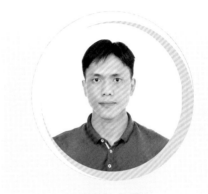

郑　健

美国艾奥瓦大学
微生物学与免疫学系

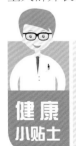

健康小贴士

接种流感疫苗不仅可以保护个体免受病毒感染，减轻流感症状，还能够有效限制流感病毒的传播，防止疾病蔓延。近年来，许多研究人员都致力于可对抗多种流感病毒的广谱流感疫苗的研发工作，并取得了一定进展，有望在不久的将来为人们提供更加长效的解决方案。

15 为什么近年来老年人 HIV 感染 / 艾滋病发生率明显升高

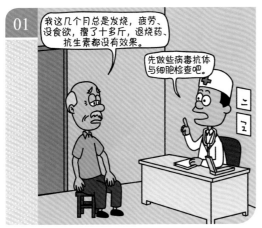

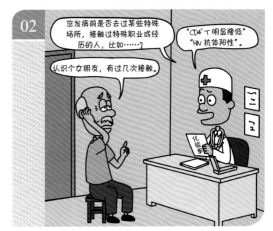

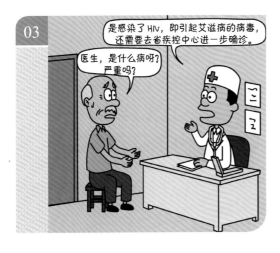

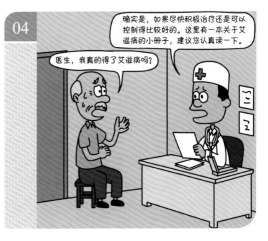

专家解读

艾滋病（AIDS）即获得性免疫缺陷综合征，由人类免疫缺陷病毒（HIV）感染所致，主要传播途径包括血液传播、性传播和垂直传播，在我国性传播是最主要的传播途径。近年来，疫情监测结果表明，老年人艾滋病感染率明显升高。其原因主要是：①随着社会发展和生活水平提高，老年人特别是老年男性性活跃期延长、各种不安全性行为（如多个性伴侣）增加了老年人感染的机会；②老年女性患者大多以配偶性传播导致HIV 感染为主，同时女性老年人非婚性行为所致的感染也逐年升高；③自我保护意识薄弱。

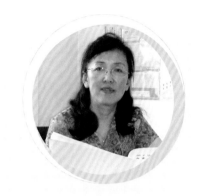

石艳春

内蒙古医科大学
分子生物学重点实验室

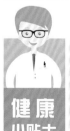

健康小贴士

应加强艾滋病知识的科普宣传教育工作，老年人也应洁身自好，不要心存侥幸，要避免不安全性行为。社会和家庭应当给予老年人及各群体的HIV 感染者和艾滋病患者更多的关爱和帮助，避免歧视，共同携手抗击艾滋病是全人类的责任。

16 老年人易患带状疱疹与免疫力下降有关吗

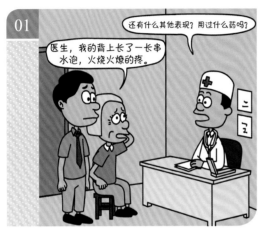

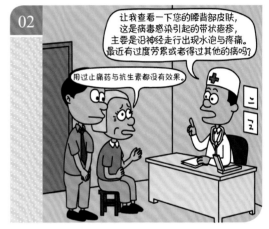

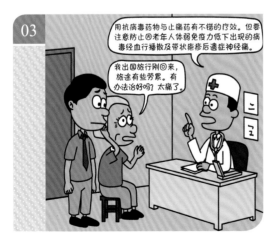

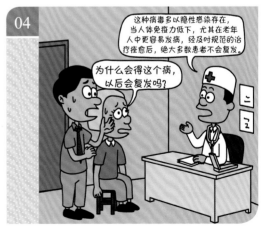

专家解读

带状疱疹和水痘都是由水痘—带状疱疹病毒感染引起的。初染后，水痘—带状疱疹病毒经呼吸道黏膜进入机体，经血行播散，临床上表现为水痘或者隐性感染，水痘多见于儿童。水痘—带状疱疹病毒具有亲神经性，感染后可长期潜伏在体内脊髓或脑的神经节中。带状疱疹的病变主要是沿神经走行单侧分布，以躯干、四肢、颜面部常见，发疹部位呈现疼痛、烧灼感，可有明显甚至是剧烈的神经痛，少数患者的疼痛可持续数月或数年。人群带状疱疹的发病率约为 1.4%～4.8%，其中 60 岁以上老年患者占比达 50% 以上。

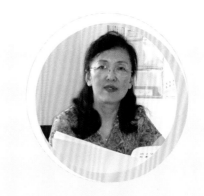

石艳春

内蒙古医科大学
分子生物学重点实验室

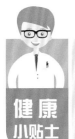

健康小贴士

老年人因免疫功能降低，潜伏的病毒容易受到各种因素刺激而被激活导致疾病的发生率升高，因此在发现腰背部或头面部等部位出现红斑、水泡且有疼痛、烧灼感等症状时，应及时就医，早诊断、早治疗，避免水疱破裂后的合并感染。主要治疗措施包括抗病毒、防止合并感染和止痛等。

17 老年布鲁菌病患者致残率高与免疫力下降有关吗

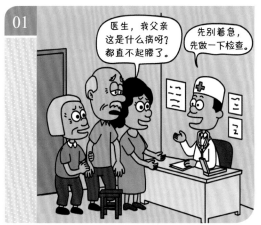

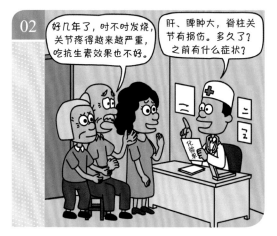

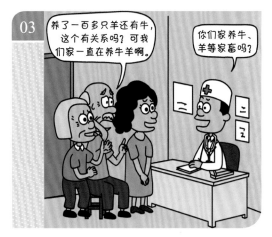

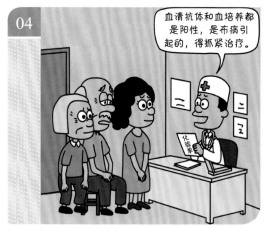

专家解读

布鲁菌病（简称布病），是由布鲁菌感染导致的一种人畜共患传染病。人群普遍对布鲁菌易感，布鲁菌可通过呼吸道、消化道、泌尿生殖道等多途径感染。该病的致死率较低，但致残率极高。老年人免疫功能降低，对布鲁菌的抵抗力下降，一旦感染布鲁菌更容易在关节、脊柱等部位形成病灶，导致关节和脊柱损伤，严重者可致残。此外，部分中年慢性布病患者步入老年后，潜伏的布鲁菌可因机体免疫力降低而快速生长繁殖，经血液循环到达关节、脊柱等部位，进而导致复发性老年慢性布病患者关节和脊柱损伤。

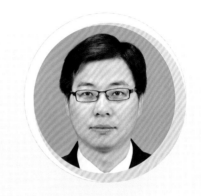

郑源强

内蒙古医科大学
分子生物学重点实验室

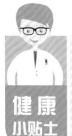

健康小贴士

布鲁菌病的传染源主要是病畜或受污染的畜产品。应加强宣传教育，提高特定地区（如牧区）重点人群对布病防治知识的知晓率和自我防护意识，出现可疑症状应及时就诊，早诊断、早治疗，尽可能避免布病慢性化。

18 老年人骨质疏松症是否与免疫有关

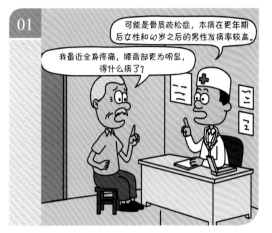

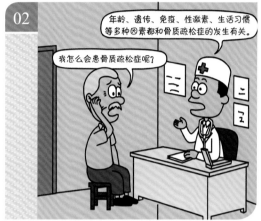

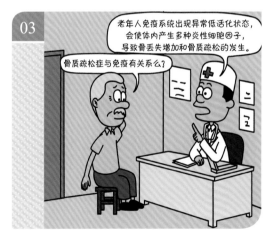

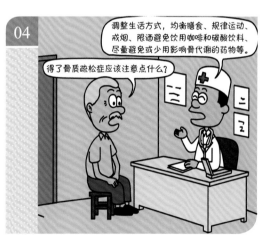

专家解读

原发性骨质疏松症（OP）是老年人常见疾病之一，其最大的危害是在轻微外伤或无外伤的情况下容易发生椎体、髋部、腕部等部位的骨折，使患者活动受限、生活不能自理，甚至因骨折长期卧床而增加肺部感染、褥疮等疾病的发生率，不仅使患者生活质量下降、死亡率增加，也给个人、家庭和社会带来沉重的经济负担。遗传因素、营养和生活方式、环境因素、免疫因素、雌激素和1,25-双羟维生素 D 水平等多种因素都参与 OP 的发生。

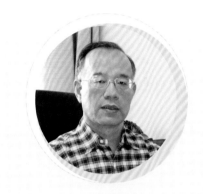

王永福

内蒙古科技大学
包头医学院第一附属医院

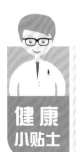

健康小贴士

老年人因免疫系统出现异常的低度活化状态，更容易患骨质疏松症。治疗上除补充适量的钙剂和维生素 D 等基础治疗，使用抗骨吸收药物和（或）促进骨形成的药物，还可应用阻断 RANKL 的生物制剂。

19 老年人经常口干与免疫有关吗

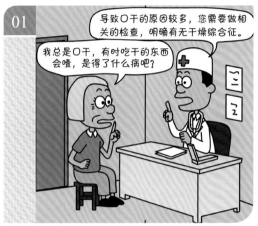

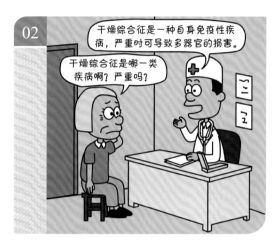

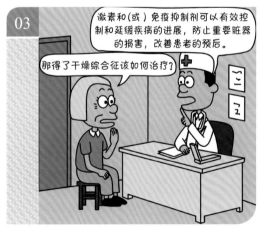

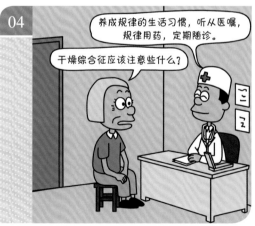

专家解读

许多老年人常常会出现口干的症状，给患者正常生活带来很大困扰。导致口干的因素包括糖尿病、甲亢、IgG4 相关性疾病、恶性肿瘤、口干燥症等。尤其值得注意的是，干燥综合征（Sjogren syndrome，SS）也是导致口干的主要原因之一。SS 是一种以侵犯唾液腺、泪腺等外分泌腺为主，并可导致多系统、多器官损害的慢性自身免疫性疾病，其好发于 40~60 岁的中老年女性。临床主要表现为口干、眼干，进干食受限，猖獗齿，重者可出现干燥性角结膜炎、腮腺肿大、关节炎、间质性肺病等。

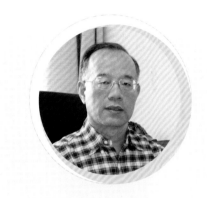

王永福

内蒙古科技大学
包头医学院第一附属医院

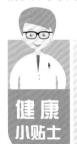

**健康
小贴士**

对干燥综合征应早期诊断、早期治疗，避免重要脏器受到损害。老年人出现口干、眼干应及时到正规医院就诊，切勿乱诊乱治，延误疾病的诊治。不同原因引起的口干处理方式会有不同，SS 属于免疫系统疾病，一旦确诊，就需要规律口服激素和（或）免疫抑制剂治疗，以防发生重要器官受累而影响患者预后，故早期明确诊断至关重要。

20 老年人也会得风湿免疫病吗

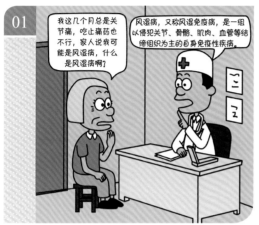

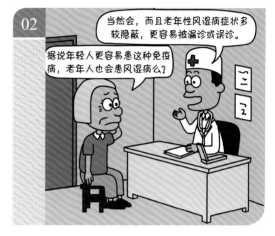

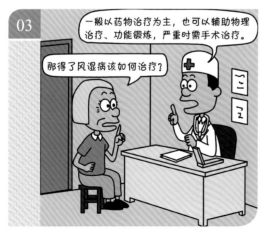

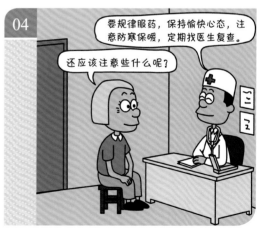

专家解读

说到风湿病，人们就会想到腰腿痛，尤其是老年人。而现代医学所指的风湿病则是一组以侵犯关节、骨骼、肌肉、血管等结缔组织为主的自身免疫性疾病，包括类风湿关节炎、强直性脊柱炎、系统性红斑狼疮、硬皮病、多肌炎／皮肌炎、干燥综合征、血管炎及骨关节炎等。值得引起警惕的是，除中青年时期延续下来的疾病外，老年人也会患风湿免疫性疾病，发病多较隐蔽，甚至与其他老年性疾病症状相混淆，更容易被漏诊或误诊。临床上早期诊断对患者及时、正确的治疗及远期预后至关重要。

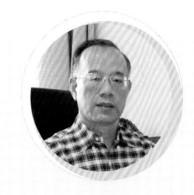

王永福

内蒙古科技大学
包头医学院第一附属医院

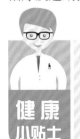

健康小贴士

风湿病的特点是病程较长，病情反复，迁延不愈，晚期还会出现多系统、多脏器受累。老年人患风湿病发病多较隐蔽，甚至与其他老年性疾病症状相混淆，更容易被漏诊或误诊。

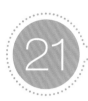 ····· 影响全身健康的牙周病与免疫力减弱有关吗

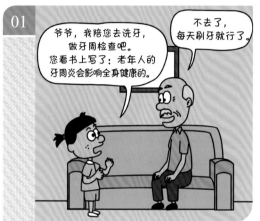

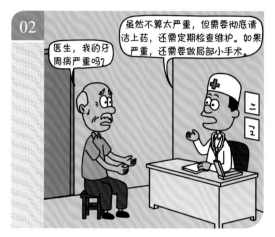

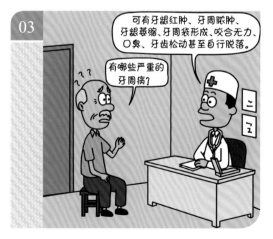

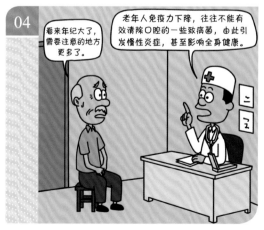

专家解读

牙周组织免疫细胞的数量、构成及功能都会随年龄发生变化，导致其识别抗原的多样性减少，不能及时、有效地清除细菌感染；同时，免疫系统在不断与细菌搏斗的慢性过程中会释放多种炎性因子及生物活性介质如 TNF-α、IL-1、IL-6、补体活化裂解片段及 C 反应蛋白等，形成慢性牙周病。近年发现，慢性牙周病所不断产生的炎性因子不但能引起牙周组织的损伤，也可以影响全身的健康，比如加剧糖尿病与心血管病的进程，甚至与老年痴呆（阿尔茨海默病）的发生相关，并增加患某些癌症的风险。

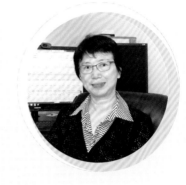

富 宁

南方医科大学基础医学院
免疫学教研室

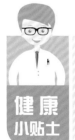

健康
小贴士

由于老年人口腔的局部免疫功能下降，随之而来的牙周慢性炎症不仅影响口腔卫生，更可危害全身健康。因此必须重视口腔卫生与保健。具体措施包括定期洗牙，咨询牙周病专科医生，按照医生的指导对牙周病进行规范的药物治疗或手术。

22 为什么老年人的肿瘤发生率增高

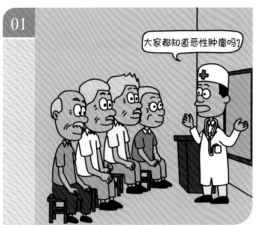

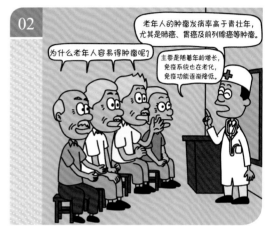

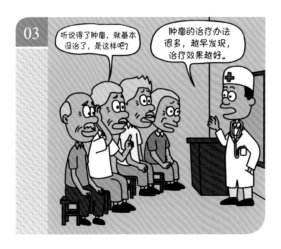

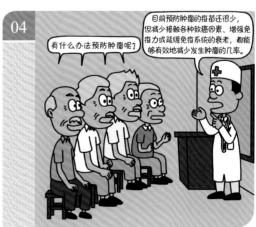

专家解读

在病毒感染、化学制剂、放射性物质等各种致癌因素作用下，人体中有一部分细胞会发生突变成为肿瘤细胞，但绝大多数人并不发病，这主要得益于人体免疫系统强大的"免疫监视"功能，可以及时地清除肿瘤细胞。但随着进入老年期，人体免疫系统功能逐渐下降，小部分肿瘤细胞可能逃避人体的"免疫监视"，快速生长，进而发生肿瘤。此外，肥胖、吸烟、酗酒等情况都可能进一步导致老年人的肿瘤发生率增高。数据显示，我国老年人肺癌、胃癌、食管癌、结直肠癌、前列腺癌、肝癌等肿瘤的发病率较高。

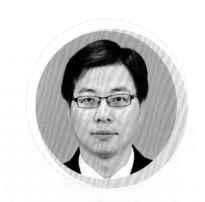

郑源强

内蒙古医科大学
分子生物学重点实验室

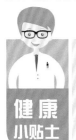

健康
小贴士

建议老年人定期体检、肿瘤筛查，早发现、早诊断、早治疗；此外，要保持健康的生活方式，包括合理的饮食、睡眠与适度运动。

23 老年人的免疫系统怎样与肿瘤斗争

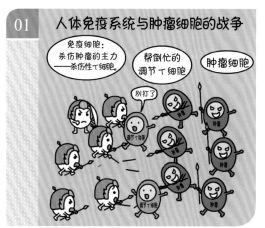

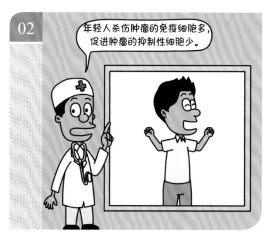

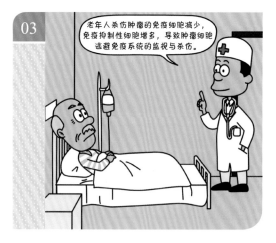

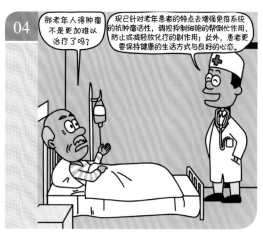

专家解读

人体有多种免疫细胞（杀伤性 T 细胞、自然杀伤细胞、Th1 细胞、B 细胞等）通过直接杀伤或参与杀伤肿瘤方式对肿瘤进行识别及杀伤；而肿瘤细胞除了直接逃避免疫系统的杀伤外，还有多种抑制抗肿瘤作用的免疫抑制细胞（调节性 T 细胞、骨髓来源抑制性细胞、肿瘤相关巨噬细胞等）作为帮凶，可以削弱机体抗肿瘤能力，从而促进肿瘤的生长与转移。随着年龄的增长，老年人杀伤肿瘤的免疫杀伤细胞减少，功能减弱，而免疫抑制细胞增多，最终影响到机体的抗肿瘤免疫功能。

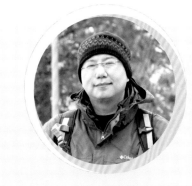

吴　砂

南方医科大学基础医学院
免疫学教研室

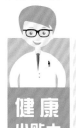

**健康
小贴士**

近年已进入临床的免疫疗法中有一部分就是解除对免疫细胞的抑制，从而有效增强抗肿瘤反应的。健康的生活习惯也有助于提高老年人的免疫力，并有助于抗肿瘤。坚持适当锻炼与健康饮食，有利于减缓机体的免疫衰退。在放疗、化疗过程中，密切监测机体的免疫功能，在正规医院专科医生指导下采取有效措施维护免疫反应的平衡，增强抗肿瘤免疫反应。

24 老年肿瘤患者适于接受免疫治疗吗

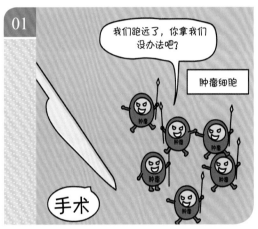

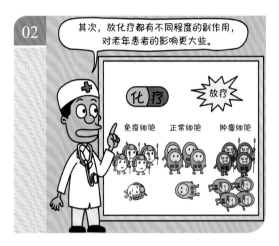

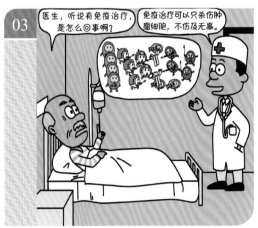

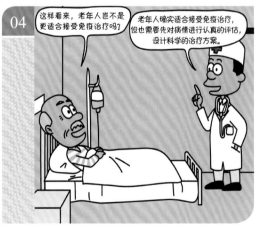

专家解读

目前已知，不少老年肿瘤患者在明确诊断时已经失去手术指征，且对放疗、化疗耐受性较差，因为放化疗不仅杀伤肿瘤细胞，还可杀伤大量正常细胞与免疫细胞。肿瘤免疫治疗可高度靶向肿瘤细胞或肿瘤细胞生长因子，从而避免伤及无辜，即减少对正常细胞的杀伤。近年更是瞄准抑制免疫反应的分子，通过"去抑制"达到增强免疫细胞的杀伤肿瘤效应。因此，肿瘤免疫治疗通过直接杀伤肿瘤及间接增强免疫细胞杀伤肿瘤的能力，达到抗肿瘤效果，对于老年肿瘤患者，是一个较好的补充疗法。

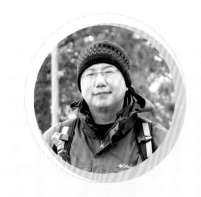

吴 砂

南方医科大学基础医学院
免疫学教研室

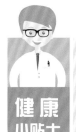

**健康
小贴士**

必须在正规医院，具备肿瘤免疫治疗资质的科室里，由专业的医生进行相关诊疗。重点是遵循"治疗前严格筛选，治疗中随时监控，治疗后定时追踪"原则。具体包括：治疗前根据多项指标详细、准确评估筛选病人；治疗中注意监控免疫学指标及多种激素水平，监测是否有免疫相关不良反应；治疗后必须在一段时间定期复查免疫学及其他相关指标。

25 老年人可以接受器官移植手术吗

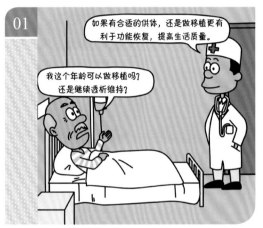

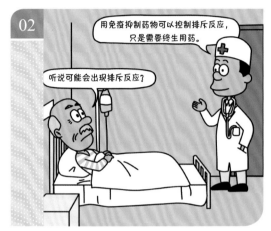

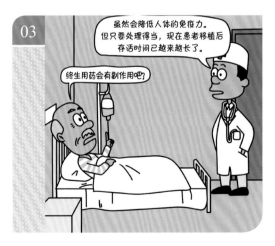

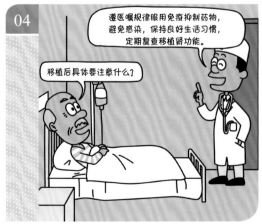

专家解读

器官移植术是通过用健康的组织器官代替终末期病变器官来重建其正常功能。现今肾、肝、骨髓、皮肤、心脏、肺等都可进行移植，术后器官存活时间与患者存活时间也都有明显延长。移植术后终生使用免疫抑制剂是确保移植器官不发生排斥反应，执行正常生理功能的必要条件。由于老年人代谢缓慢、免疫功能相对低下，移植术后多采用低剂量联合免疫抑制治疗方案，使药物的毒副作用降至最低。但长期使用免疫抑制剂必然会降低免疫力，会增加患感染与恶性肿瘤的风险。

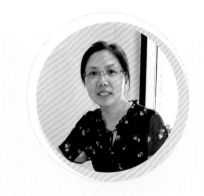

刘艳君

南方医科大学基础医学院
免疫学教研室

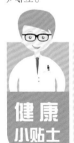

**健康
小贴士**

老年人接受器官移植后要定期监测免疫抑制剂的血药浓度、与移植器官相关的生理功能及机体免疫功能，可以给患者"个体化用药"提供调整的依据。平时除遵医嘱治疗，定期检查，注意健康的生活方式，控制血压，改善心肺功能，增强体质提高机体抵抗力，尤其要尽量避免感冒等可能的病毒与细菌感染及并发症。

26 老年痴呆症与免疫异常有关吗

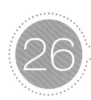

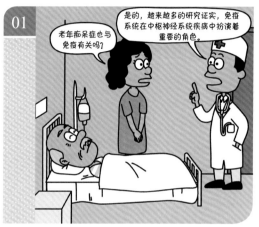

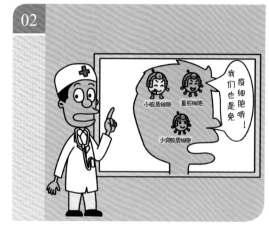

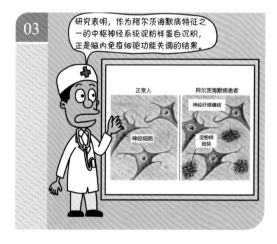

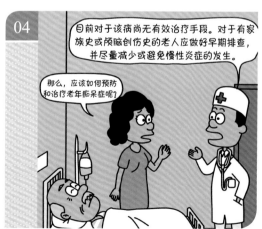

专家解读

老年痴呆症，主要指阿尔茨海默病，是最常见的失智症病因。老年痴呆症多发于 65 岁以上人群，发生率随年龄增长明显上升。老年痴呆症的发生、进展以及严重程度与免疫系统，特别是大脑内的免疫细胞，如小胶质细胞、星形细胞以及少突胶质细胞的功能失调密切相关。当这类细胞吞噬、清除大脑内代谢产物的能力退化时，便会导致一些结构复杂的大分子物质在大脑内发生堆积，进而刺激局部炎症反应的发生发展，损害神经系统的正常功能，导致不可逆转的病理改变。

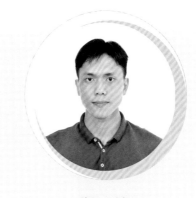

郑　健

美国艾奥瓦大学
微生物学与免疫学系

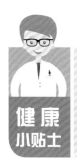

健康小贴士

目前对于阿尔茨海默病尚无有效的根治手段，但部分新药如乙酰胆碱酯酶抑制剂对于改善症状有一定帮助。对于有相应家族病患史和曾遭受颅脑创伤的老人可以考虑定期体检及早明确诊断，为日后的护理与保健做好准备。此外，临床调查显示较高的教育程度可减少罹患阿尔茨海默病的风险。

27　老年人免疫系统改变与老年多器官功能衰竭有关系吗

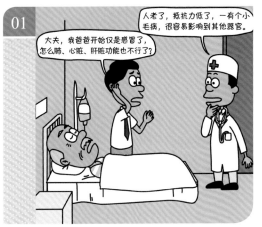

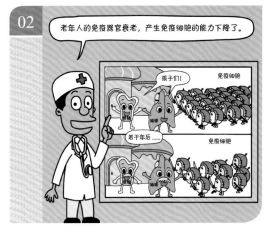

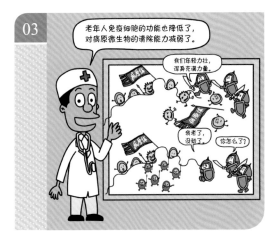

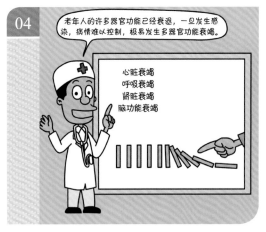

专家解读

老年人免疫系统改变与老年多器官功能衰竭有密切关联。免疫系统由免疫器官和免疫细胞组成，可发挥抗病原微生物感染的作用。免疫细胞分布全身各处，有些类型的免疫细胞还参与身体多种器官的组成并行使功能。老年人产生免疫细胞的能力下降，并且多种免疫细胞的活性降低，不能有效地清除入侵体内的病原微生物。因此，老年人更易罹患感染性疾病，老年多器官功能衰竭多由感染诱发。感染发生后，如果未能有效控制，短时间内可出现两个以上器官序贯或同时发生衰竭。

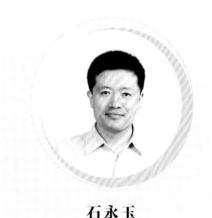

石永玉

山东大学基础医学院
免疫学系

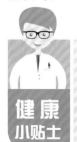

健康小贴士

老年人要注意气温变化，避免过度疲劳，积极预防感染性疾病，有感染需及时就医治疗；老年人还要注意营养，进行适宜的运动，以增强体质，延缓免疫系统的衰老。

28 免疫系统在老年循环系统疾病中扮演着怎样的角色

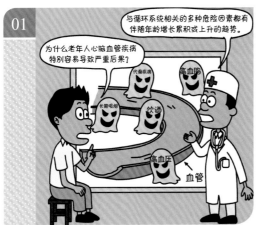

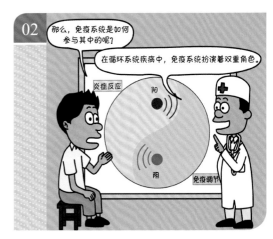

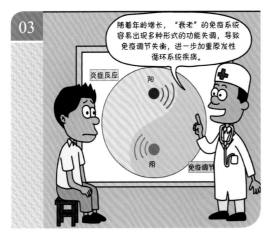

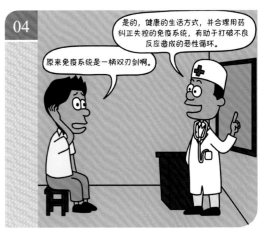

专家解读

循环系统，包括血液与淋巴循环，是机体最重要的物质运输与营养供给线和生命线。循环系统的病变或功能障碍可导致严重后果。诱发循环系统疾病的病因种类繁杂，而免疫系统的作用近年备受重视。已证明免疫细胞或免疫分子参与的急慢性血管炎症可见于绝大多数循环系统疾病的病理过程。在老年患者体内，创伤产生的炎性信号可趋化免疫细胞到血管组织，但往往无法执行清除异物、修复组织的正常功能，反而容易诱发过度炎症，导致瘢痕形成、血管狭窄，进一步加重病理性改变。

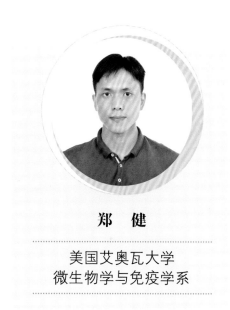

郑 健

美国艾奥瓦大学
微生物学与免疫学系

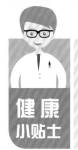

健康小贴士

老年循环系统疾病的多种危险因素如吸烟、饮酒、代谢异常、合并系统性疾病都可在不同程度上影响免疫系统的正常运作，从而进一步加剧血管的炎症反应。对于老年人群而言，对于循环系统疾病的有效预防比后续治疗更为重要。因此，定期查体，及早发现并明确诊断，坚持健康的生活习惯，以及针对性治疗与复健能够有效减少老年循环系统疾病的不良后果。

29 老年人患糖尿病与机体的免疫状态有关吗

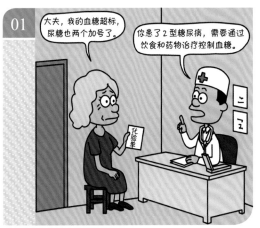

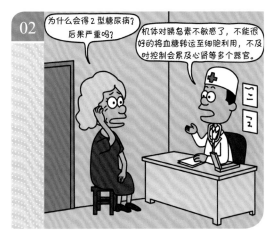

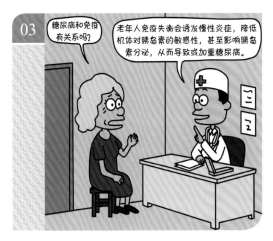

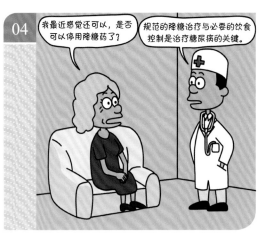

专家解读

糖尿病是以血糖尿糖升高为主要特点的代谢性疾病。其中 2 型糖尿病在中老年人中发病率较高，且容易发生各种并发症，可影响心、肾功能，对健康影响极大。2 型糖尿病与营养过剩及肥胖等因素诱发的机体炎性免疫反应有关，这种慢性低水平的炎症使得机体对胰岛素的敏感性降低（又称为胰岛素抵抗），因而不能有效下调血糖浓度。老年人由于运动减少、代谢减慢，因此更易发生肥胖和免疫系统的炎症反应，因此也更容易罹患 2 型糖尿病。

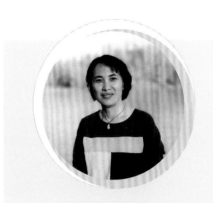

王 群

山东医科大学基础医学院
免疫学系

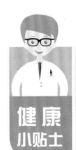

健康小贴士

根据老年人特殊的身体状况和营养需求，保持适度运动和均衡膳食，定期监测血糖变化，不仅仅是为了好身材，更是因为只有拥有健康的免疫系统，糖尿病才会远离老年人。

30 肥胖会影响老年人的免疫功能吗

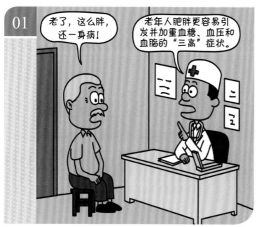

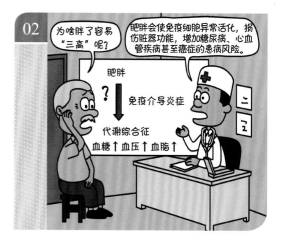

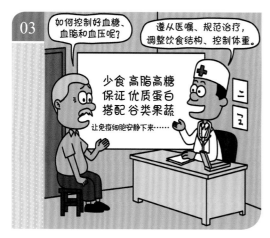

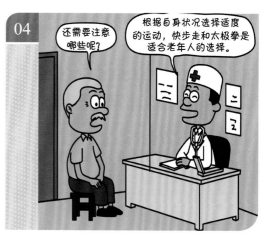

专家解读 🔍

老年人运动能力及运动量下降，能量消耗减少，所以容易肥胖。人们普遍知道老年人免疫功能会有不同程度的降低，但却很少注意到体重超标甚至肥胖会引发老年人免疫系统的功能紊乱和反应失衡。过多脂肪在体内的堆积会激活免疫细胞并诱发慢性、低水平的炎症反应，导致胰岛素抵抗和代谢紊乱，增加糖尿病、心血管疾病、肝脏疾病甚至癌症的患病风险。

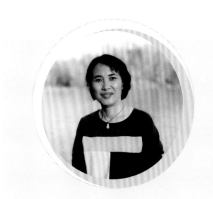

王 群

山东医科大学基础医学院
免疫学系

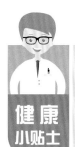

健康小贴士

选择快步走、太极拳、广场舞、骑车等适合老年人的运动方式，避免高热量、高脂肪的饮食结构以及暴饮暴食的饮食习惯，保证营养、控制体重、进行必要的规范治疗，是预防、减缓并控制糖尿病、高血压以及心脑血管等疾病发生发展的良方。

图书在版编目（CIP）数据

人体健康与免疫科普丛书.老年篇 / 富宁主编. —
北京：人民卫生出版社，2019
ISBN 978-7-117-28155-3

Ⅰ.①人… Ⅱ.①富… Ⅲ.①免疫学－普及读物②老
年人－保健－普及读物 Ⅳ.①R392-49②R161.7-49

中国版本图书馆 CIP 数据核字（2019）第 030428 号

| 人卫智网 | www.ipmph.com | 医学教育、学术、考试、健康，购书智慧智能综合服务平台 |
| 人卫官网 | www.pmph.com | 人卫官方资讯发布平台 |

人体健康与免疫科普丛书——老年篇

主　　编：富　宁
出版发行：人民卫生出版社（中继线 010-59780011）
地　　址：北京市朝阳区潘家园南里 19 号
邮　　编：100021
E - mail：pmph @ pmph.com
购书热线：010-59787592　010-59787584　010-65264830
印　　刷：北京顶佳世纪印刷有限公司
经　　销：新华书店
开　　本：889×1194　1/24　印张：3
字　　数：48 千字
版　　次：2019 年 3 月第 1 版　2019 年 3 月第 1 版第 1 次印刷
标准书号：ISBN 978-7-117-28155-3
定　　价：30.00 元
打击盗版举报电话：010-59787491　E-mail：WQ @ pmph.com
（凡属印装质量问题请与本社市场营销中心联系退换）